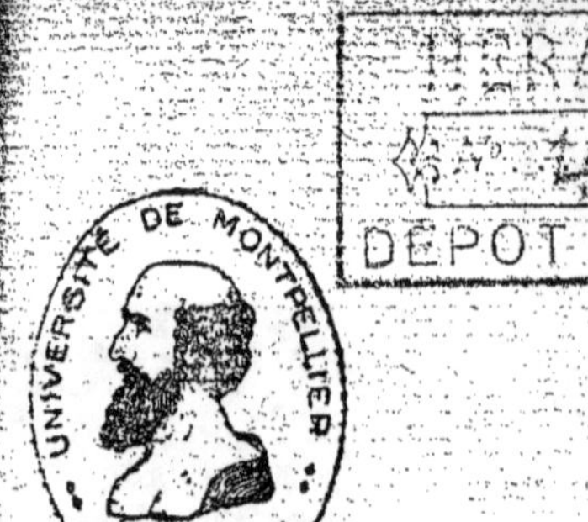

Docteur André JULIAN

A PROPOS D'UN CAS

de

GANGRÈNE PULMONAIRE

Traité par la Sérothérapie

Montpellier
Firmin & Montane
1922

A PROPOS
D'UN CAS DE GANGRÈNE PULMONAIRE
TRAITÉ PAR LA SÉROTHÉRAPIE

A PROPOS

D'UN CAS DE GANGRÈNE PULMONAIRE

TRAITÉ PAR LA SÉROTHÉRAPIE

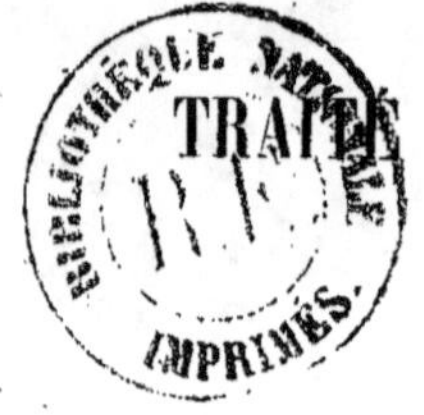

PAR

André JULIAN
DOCTEUR EN MÉDECINE
INTERNE DES HOPITAUX D'AVIGNON

MONTPELLIER
IMPRIMERIE FIRMIN ET MONTANE
3, Rue Ferdinand-Fabre 3
—
1922

PERSONNEL DE LA FACULTÉ

Professeurs

Anatomie	MM. GILIS.
Histologie	VIALLETON.
	GRYNFELTT
Physiologie	HEDON.
Physique médicale	N...
Chimie biologique et médicale	DERRIEN, *doyen.*
Botanique et histoire naturelle médicales	GRANEL.
Anatomie pathologique	MASSABUAU.
Microbiologie	LISBONNE.
Pathologie et thérapeutique générales	BOSC.
Pathologie interne	N...
Thérapeutique et matière médicale	VIRES.
Hygiène	BERTIN-SANS (H.)
Médecine légale et toxicologie	N...
Clinique médicale	DUCAMP.
	VEDEL.
Clinique chirurgicale	TEDENAT.
	FORGUE, *assesseur.*
Clinique obstétricale	VALLOIS.
Clinique des maladies mentales et nerveuses	MAIRET.
Clinique ophtalmologique	TRUC.
Clinique des maladies des enfants	N...
Clinique chirurgicale infantile et orthopédie	ESTOR.
Clinique gynécologique	De ROUVILLE.
Clinique d'oto-rhino-laryngologie	MOURET.
Clinique des maladies des voies urinaires	JEANBRAU.

Honorariat

Doyens honoraires: MM. VIALLETON et MAIRET.

Professeurs honoraires : MM. E. BERTIN-SANS, RODET et BAUMEL

Secrétaires honoraires: MM. GOT et IZARD

Chargés de Cours complémentaires

Anatomie	GRYNFELTT.
Clinique propédeutique de chirurgie	MM. RICHE.
Clinique propédeutique de médecine	RIMBAUD.
Clinique des maladies des vieillards	EUZIERE.
Clinique des maladies syphilitiques et cutanées	MARGAROT
Médecine opératoire	SOUBEYRAN.
Pathologie chirurgicale	ETIENNE.
Accouchements	DELMAS (P.).
Pharmacologie	GALAVIELLE.
Matière médicale	CABANNES
Clinique des maladies des enfants	LEENHARDT.
Stomatologie	Dʳ WATON.
Histologie	Dʳ GRANEL F.

Agrégés en exercice

Médecine	MM. LEENHARDT. GAUSSEL. EUZIERE. RIMBAUD MARGAROT.	Chirurgie	MM. RICHE. ETIENNE. LAPEYRE.
Anatomie	DELMAS (J.)	Accouchements	DELMAS (P.)
Chimie	MESTREZAT	Histoire natur.	GALAVIELLE CABANNES.
		Physique	PECH.

Examinateurs de la thèse:

MM. DUCAMP, professeur, *président.*	MM. RIMBAUD, agrégé.
VEDEL, professeur.	ETIENNE, agrégé.

A MA GRAND'MÈRE

A MON PÈRE ET A MA MÈRE

*Faible témoignage de ma reconnaissance
et de ma profonde affection.*

A MA SŒUR ET A MON BEAU-FRÈRE

A MES PARENTS

A MES AMIS

A. JULIAN.

A PROPOS

D'UN CAS DE GANGRÈNE PULMONAIRE

TRAITÉ PAR LA SÉROTHÉRAPIE

INTRODUCTION

La thérapeutique des affections putrides du poumon a subi dans le cours de ces dernières années une évolution profonde : la radioscopie, qui a aidé à une précision plus grande du diagnostic anatomique, les travaux de laboratoire, qui ont élucidé certains points de pathogénie, en sont les facteurs. La sérothérapie est l'une des dernières parmi les nouvelles méthodes de traitement de la gangrène pulmonaire, et il nous a paru intéressant de rapporter un fait nouveau qui contribuera pour sa modeste part à l'étude de ce procédé thérapeutique.

La question en est encore à ses origines, et, à part la thèse de Damagnez, n'existe guère qu'à l'état de communications à des sociétés savantes. Pour cette raison, nous avons pensé à réunir en un faisceau les données que nous avons pu recueillir des observations présentées successivement par Fiessinger (1919), Dufour, Rathéry et Bordet, Houzel et Sevestre (1920), Lemière, Léon Bérard, Maurice Perrin, P.-E. Weil, Semelaigne et Coste, etc...

Mais, à côté de la sérothérapie, d'autres traitements ont été institués qui, dans l'ensemble, ont grandement modifié le pronostic très sombre de la gangrène du poumon. Il est utile de les connaître, car leurs indications respectives sont différentes, et parce qu'il peut être nécessaire de les associer. Aussi, les avons-nous étudiés en même temps que la sérothérapie, en insistant surtout sur les conditions à réaliser avant leur emploi.

Nous avons cru bon de faire précéder ce chapitre du traitement d'une étude clinique rapide de l'affection qui nous occupe, en insistant sur les acquisitions faites récemment, en particulier dans le domaine de l'étiologie, de la pathogénie et du diagnostic.

HISTORIQUE

Avant Laennec, les processus putrides du poumon étaient considérés uniquement comme des complications, toujours mortelles du reste, de la pneumonie et de quelques affections malignes (Van Swieten, Baglivi). Bayle ébaucha l'étude de l'affection en tant qu'entité pathologique, mais il en fit une variété de la phtisie, et ce n'est qu'avec Laennec que la gangrène pulmonaire entra comme unité distincte dans le cadre nosologique des affections des voies respiratoires. Avec lui et avec ses successeurs — Cruveiller, qui isole la gangrène sèche, Barthez, Boudet et Rillet, qui s'occupent de l'affection chez les enfants — le rôle prépondérant, unique même, est joué par l'embolie artérielle ou l'artérite oblitérante, et ce n'est qu'à la lumière des travaux de Pasteur que Leyden et Jaffé, Zuber et Veillon, Fraenkel purent mettre en évidence la place qu'occupaient les infiniments petits dans la genèse du processus de putréfaction.

Depuis lors, l'étude de la maladie, isolée tant au point de vue anatomique qu'aux points de vue clinique et pathogénique, n'a plus subi que de légères modifications. Seul le chapitre du traitement s'est développé, profitant de l'expérimentation clinique et des recherches de laboratoire dans le domaine de la physique, de la chimie ou de la biologie.

ETIOLOGIE ET PATHOGENIE

La gangrène pulmonaire s'observe surtout à l'âge adulte et sa fréquence est maxima entre 20 et 30 ans. Cependant, les enfants ne sont pas à l'abri de son atteinte, et Bonnet en a rapporté un cas chez un nourrisson. La femme en serait plus souvent exempte, et peut-être ne faut-il voir là qu'une conséquence de son genre de vie la mettant plus facilement à l'abri des traumatismes thoraciques. Ceux-ci paraissent jouer un rôle assez important comme causes occasionnelles, mais une place plus grande encore doit être réservée aux minimes lésions parenchymateuses causées par l'inhalation de légers corps étrangers: particules de charbon, barbes d'épi de blé, poussières végétales, etc...

A côté du traumatisme accidentel, nous devons placer certaines interventions chirurgicales, avulsions dentaires sous anesthésie générale (Lereboullet), résection de l'estomac ou du duodénum suivies, d'après une statistique de 136 cas, 8 fois de gangrène pulmonaire (Coeenen).

Les infections chirurgicales suppurées (otite, abcès appendiculaire, péritonite localisée) sont souvent à l'origine de l'affection, et leur rôle a été mis en lumière par Dieulafoy, qui explique la relation entre la cause et l'effet par le transport à distance d'embolies microbiennes.

La grippe, avec une netteté évidente (P.-E. Weil), la fièvre typhoïde, le muguet sont souvent signalés comme favorisant l'éclosion du processus gangréneux, mais ce sont les infections localisées sur l'appareil respiratoire qu'on voit le plus fréquemment précéder l'apparition de la gangrène, et c'est même cette fréquence qui avait entraîné les prédécesseurs de Laennec à l'erreur d'interprétation que nous connaissons. Qu'il s'agisse de pneumonie, de congestion pulmonaire, de bronchite, de broncho-pneumonie ou de tuberculose, le mécanisme reste le même : c'est en amoindrissant les réactions de défense locale et générale d'une part, en provoquant des oblitérations artérielles d'autre part, et enfin en exaltant la virulence microbienne par des associations variées, qu'agissent ces inflammations.

Enfin, parmi les intoxications, le saturnisme et l'alcoolisme, le diabète sont en première ligne, intervenant, ceux-là, pour favoriser l'artérite et diminuer la résistance, celui-ci pour transformer le milieu intérieur en un bouillon éminemment favorable au développement des micro-organismes. « La gangrène pulmonaire est aussi fréquente dans le diabète que chez les alcooliques ». (Rauzier.)

Car c'est à ces micro-organismes qu'est due la gangrène pulmonaire. Elle est produite par l'intervention de bactéries, anaérobies pour la plupart, exerçant leur action protéolytique sur une portion du champ pulmonaire privé de vie ou diminué dans sa résistance. Cette importante notion pathogénique complète et simplifie singulièrement l'étude que faisait Jaccoud des causes de la gangrène pulmonaire et qu'il rangeait en trois groupes : 1° Gangrène par altération du cours du sang dans le poumon ; 2° Gangrène par altération du tissu de l'organe ; 3° Gangrène par altération du sang. A la lumière de la

bactériologie, la valeur réelle de ces modifications phy-
siologiques, anatomiques ou chimiques apparaît, et nous
sommes autorisés à les classer au rang de causes favori-
santes, nécessaires sans doute, mais incapables, à elles
seules, d'expliquer la genèse du processus gangréneux.

Le rôle prépondérant est joué par l'infection. L'examen microscopique a montré une grande variété de microbes. A côté des cocci ordinaires de la suppuration, le
streptocoque et le staphylocoque, Leyden et Jaffé ont
isolé le *spirochetæ denticola* et le *leptothrix pulmonalis;*
Zuber et Veillon le *bacillus ramosus* et le *bacillus serpens;* les uns et les autres souvent associés au *bacillus
tetragenes,* au *bactérium thermo,* au *proteus vulgaris.*
Quelques recherches plus récentes ont montré dans l'expectoration l'*association fuso-spirillaire de Vincent* (Perrin, Nolf, Paraf, P.-E. Weil). Enfin, Rajat et Péju ont
constaté dans cinq cas examinés la présence constante de
levures qu'ils ont isolées et avec lesquelles ils ont obtenu
par inoculation la production de lésions gangréneuses.

Mais à cette action locale s'ajoutent les phénomènes
d'ordre toxique, qui altèrent si gravement l'état général,
et dont il faut chercher l'origine soit dans les sécrétions
microbiennes, soit plus probablement dans le foyer de
putréfaction lui-même. Qu'ils soient de virulence constante, ou que, saprophytes habituellement, ils ne devien-
nent virulents que par suite de circonstances détermi-
nées, ce sont ces organismes inférieurs que désormais il
faut accuser de la désintégration du tissu pulmonaire.

C'est à ces microbes et à ces toxines qu'il faut s'atta-
quer pour réaliser une thérapeutique raisonnée véritablement efficace. Et nous verrons que la notion de la variété
des agents pathogènes est importante, car elle peut con-
duire à une orientation différente du traitement.

ANATHOMIE PATHOLOGIQUE

Les lésions rencontrées dans la gangrène pulmonaire revêtent un caractère différent qui varie, d'abord avec la résistance opposée par l'organisme; en second lieu avec la localisation primitive des agents pathogènes.

Du premier point de vue, on peut considérer, avec Laennec, deux formes anatomiques: la gangrène pulmonaire diffuse et la gangrène pulmonaire circonscrite. La première est « rare et passe souvent inaperçue pendant la vie, à cause de l'effacement des symptômes locaux » (Collet). L'autopsie montre un organe livide, friable, transformé parfois en une véritable bouillie gélatiniforme. Ces formes ont un pronostic éminemment sombre et laissent peu d'espoir à la thérapeutique, du moins dans l'état actuel de nos connaissance.

Il n'en est plus de même des lésions circonscrites qui, elles, se présentent sous forme de foyers, uniques ou multiples, nettement isolés dans le parenchyme pulmonaire environnant, parfois même, lorsque l'évolution a été lente, limités par une membrane fibreuse analogue à celle qui circonscrit les lésions tuberculeuses. Escharification, fonte, évacuation sont les trois stades par où passent les alvéoles atteintes, et qui aboutissent à la formation d'une cavité à parois anfractueuses, tapissées d'une fausse membrane à odeur fétide. « Le tissu environnant est toujours hépatisé, mais bien vivant. » (Bériel.)

Le microscope montre des débris pulmonaires anthracosés, des cellules sphériques chargées de granulations graisseuses, et surtout des fibres élastiques qui sont la preuve de la destruction des parois alvéolaires. *Constamment on trouve des vaisseaux sanguins oblitérés.*

En ce qui concerne la localisation des lésions, nous avons surtout en vue l'aspect spécial qu'elles présentent lorsqu'elles sont situées dans la zone corticale du poumon. Dans ce cas, en effet, soit qu'il s'agisse d'infection par contact direct, soit qu'intervienne l'action des lymphatiques pleuro-pulmonaires, presque à coup sûr, on voit se développer une pleurésie gangréneuse. Qu'elle soit générale et étendue à toute la cavité pleurale, ou circonscrite et limitée par des néo-membranes, elle est caractérisée par la présence d'un liquide purulent, à odeur fétide, de couleur grisâtre ou jaune verdâtre, de quantité variable. Au microscope apparaissent, au milieu des leucocytes dégénérés, les mêmes éléments que ceux de la gangrène pulmonaire isolée. La plèvre, épaissie parfois, surtout s'il s'agit d'un processus lent, se montre, au contraire, par places, ramollie et friable, et on peut même (assez rarement, il est vrai) mettre en évidence une perforation par où s'est établie la communication pleuro-pulmonaire.

Pour être complet, nous devrions encore étudier la localisation sur les bronches du processus gangréneux, mais nous serions ainsi amené à sortir du cadre que nous nous sommes tracé, car l'affection a été isolée sous les noms de bronchite fétide (Dittrich, Traube), de gangrène des extrémités bronchiques (Briquet). Cependant, cette

manière de voir ne doit pas faire oublier que les éléments
étiologiques et pathogéniques de cette affection sont très
comparables, sinon identiques, à ceux des gangrènes parenchymateuses, et cette notion peut entraîner à des ana-
logies importantes dans le choix des moyens thérapeutiques.

DESCRIPTION CLINIQUE ET DIAGNOSTIC

Le tableau clinique offert par la gangrène pulmonaire, tracé à grands traits, rappelle fort celui des affections aiguës de l'arbre respiratoire. Cependant, un premier fait est à mettre en lumière: c'est le mode de début, souvent inaperçu, parce que entre l'infection primitive, qu'elle soit à microbes banaux ou à microbes spécifiques, et l'apparition du procesus gangréneux, la transition n'est pas nette. La plupart des auteurs signalent *une adynamie extrême* qui aggrave brusquement l'état général du malade. La courbe de température présente une ascension importante, d'autant plus remarquée que c'est souvent au cours d'une défervescence qu'elle se montre. Un frisson l'accompagne, le point de côté se réveille ou s'accentue, la dyspnée croît dans de notables proportions. A ce moment, la différence est impossible à établir entre une rechute de l'affection primitive et la naissance de la nouvelle maladie.

Les signes physiques, en effet, n'apportent aucun éclaircissement à la solution du problème.

On ne constate guère qu'un peu de matité localisée, une exagération minime des vibrations thoraciques, et l'auscultation ne révèle qu'un foyer de râles crépitants ou sous-crépitants humides, entourant parfois une zone où retentit un souffle. En somme, on se trouve en présence des symptômes d'une congestion pulmonaire, d'une broncho-pneumonie ou d'une pneumonie. Plus tard, ces lésions ayant évolué, on pourra noter, avec l'apparition de l'expectoration, une modification des signes sthétoscopiques: à la condensation pulmonaire succèdera une phase de ramollissement, puis la formation d'une caverne par suite de l'évacuation du tissu sphacèle. Les râles seront remplacés par des gargouillements, et plus tard encore le souffle tubaire cèdera la place à un souffle amphorique.

D'autres fois, après une période où ne se montrent que quelques symptômes généraux, le point de côté a présenté une brusquerie et une violence dramatiques. Le malade, osant à peine respirer, immobilise son thorax et montre un faciès angoissé. L'inspection, la palpation, la percussion, l'auscultation, méthodiquement pratiquées, révèlent la formation d'un pneumothorax, transformé du reste à brève échéance en pyo-peumothorax, par suite de l'extension à la plèvre de l'action microbienne. Dans d'autres circonstances encore, c'est insidieusement que se développe une pleurésie putride, et la ponction seule permet d'en constater la nature particulière.

Dans ces deux dernières éventualités, il s'agit de foyers placés dans la zone corticale du poumon, et l'on comprend qu'ils puissent se développer sans entraîner de modifications importantes de l'expectoration.

Le signe de certitude qui fait faire le diagnostic est, en effet, l'apparition d'abord de la fétidité de l'haleine, bientôt suivie de celle des crachats. Ils sont émis en très grande quantité et « leur odeur repoussante suffit à rendre rapidement irrespirable l'atmosphère d'une salle d'hôpital ». Leur couleur est variable: tantôt lie de vin,

2 ᴊ

par suite de la formation de petites hémorragies, le plus souvent grisâtres ou verdâtres. Un phénomène particulier est mis en évidence par leur sédimentation spontanée dans un verre conique: on les voit se séparer en trois couches: l'une inférieure composée de débris verdâtres ou noirâtres, une moyenne constituée par un liquide louche, albumineux, où flottent de légers débris, la troisième enfin, supérieure, spumeuse et aérée, renferme peu d'éléments pathologiques.

C'est dans les détritus de la couche inférieure qu'on trouve la signature histologique et bactériologique de la lésion gangréneuse. Le microscope y montre, en effet, au milieu des globules de pus, des leucocytes déformés et dégénérés, de nombreuses cellules alvéolaires, et surtout des fibres élastiques. Après étalement sur fond noir, on met en évidence de petits amas arrondis: ils constituent les bouchons de Dittrich et sont formés d'acides gras (leucine et tyrosine) répandant une odeur infecte et emprisonnant dans leur masse une flore bactérienne particulièrement riche.

Il est des cas enfin où l'examen clinique et les recherches de laboratoire ayant élucidé la question du diagnostic étiologique et pathogénique, restent déroutés devant l'imprécision du diagnostic anatomique. Il s'agit alors de ces gangrènes pulmonaires que Dieulafoy avait qualifiées de primitives, et qui prennent naissance à la suite du transport d'un embolus septique ayant son origine dans une lésion suppurée lointaine. Le foyer est ordinairement petit, profondément situé en plein parenchyme, souvent dans la région hilaire, et la masse des alvéoles saines qui l'environne suffit à masquer la perception des bruits pathologiques. La *radioscopie* apporte à l'étude de ces cas un appoint important. Elle montre la région

atteinte sous la forme d'un noyau plus opaque entouré
d'une zone où la transparence pulmonaire est diminuée
par suite de la présence de pneumonie catarrhale de voisinage. L'ombre affecte souvent dans son ensemble la
forme d'un triangle à sommet hilaire, à base dirigée vers
l'aisselle (P.-E. Weil, Roux-Berger). S'agit-il d'un foyer
dans lequel la fonte et l'évacuation des alvéoles sphacé-
lées se sont déjà produites? Il apparaîtra avec l'aspect
d'une tache claire, limitée nettement par la membrane
périphérique, plus épaisse et moins perméable aux rayons
X. Nous verrons au chapitre du traitement tout le parti
qu'il est possible de tirer de l'emploi de la radioscopie,
soit pour aider à discuter le choix du procédé thérapeutique à employer, soit pour atteindre avec plus de certitude une lésion anatomique dont la localisation a été
précisée.

Après l'apparition de l'expectoration, le diagnostic de
gangrène pulmonaire est facile. La confusion est possible avec la bronchite fétide surtout, mais l'intensité
moindre de l'adynamie, du point de côté, de la dyspnée,
la dissémination des signes physiques, l'absence de localisation précise sous l'écran radiologique, pourront permettre d'orienter le diagnostic vers cette dernière affection.

Dans la bronchectasie, l'auscultation révèle rapidement des signes cavitaires, et l'examen au laboratoire
montre l'absence de fibres élastiques et de débris pulmonaires dans les crachats.

Pendant la période, courte d'ailleurs, où la fétidité de
l'haleine existe seule, il convient d'examiner soigneuse-
ment le nez, la bouche, le larynx, pour écarter successivement les hypothèses d'ozène, de noma, de gangrène du
larynx.

EVOLUTION — TRAITEMENT

Tous les auteurs insistent sur la gravité de la gangrène pulmonaire. Considérée dans son ensemble, elle évolue avec une terminaison fatale dans 75 p. 100 des cas, et cela assez rapidement: en quinze jours, en effet, d'une façon habituelle. Quelquefois elle affecte une allure chronique, et elle se prolonge pendant plusieurs mois, conduisant le malade à l'hecticité. Aussi, n'est-il pas étonnant, en présence d'un pronostic aussi sombre, de voir se multiplier les procédés thérapeutiques, qu'ils soient médicaux, chirurgicaux ou spécifiques.

Et d'abord, une large place doit être réservée au traitement général: lutter contre l'adynamie par l'alcool, la strychnine, l'huile camphrée; calmer le point de côté par la morphine ou des ventouses scarifiées; apaiser la dyspnée par des inhalations d'oxygène, surveiller la diurèse, favoriser l'élimination des toxines intestinales.

Localement, Trousseau conseillait le traitement par *l'atmidriatique*, c'est-à-dire par les médicaments introduits par la voie bronchique. Les désodorisants, les modificateurs, les antiseptiques les plus variés de la sécrétion bronchique ont été employés: essence de thérébentine en inhalations, air ayant traversé des solutions phénolées fortes; pulvérisations de Benjoin, de Thymol et d'Eucalyptol..

L'administration, *per os,* de terpine, d'essence de thérébentine, de benzoate et d'hyposulfite de soude contri-
bue également à stériliser dans une certaine mesure
l'expectoration et à permettre la cicatrisation de la plaie
pulmonaire. Par la même voie, Graves propose le chlo-
rure de calcium uni à l'opium, et Bucquoy compte cinq
succès avec l'alcoolature d'eucalyptus.

Tout récemment, un médicament qui jouit d'une certaine vogue d'actualité a été mis en œuvre : c'est la teinture d'ail que Lœper, Forestier et Hurnier ont utilisée
isolément dans un cas de gangrène limitée à la partie
moyenne du poumon droit chez un homme de 35 ans,
après avoir essayé sans succès le néosalvarsan, l'urotro-
pine et l'essence de thérébentine en solution colloïdale.
La guérison eut lieu, ainsi que dans un autre cas que ces
mêmes auteurs ont observé pendant la guerre. Lemière,
Kindberg et Piedelièvre, obligés d'interrompre la sérothérapie à cause d'accidents sériques graves, voient évo-
luer vers la guérison une gangrène de la partie moyenne
du poumon droit chez un homme le 43 ans, à qui ils ad-
ministrent la teinture d'ail plus de deux mois après le
début de l'affection.

Dans chaque cas, l'ail fut donné sous forme de teinture
à la dose de XX à L gouttes par jour. Pour les auteurs,
il agirait, semble-t-il, par l'action antiseptique qu'il
exerce au niveau de la muqueuse bronchique — sa voie
d'élimination — et aussi par son pouvoir leucopoïétique.

Les injections intra-trachéales, soit par la voie pha-
ryngée, soit par ponction entre deux anneaux de la
trachée, né donnent pas des résultats définitifs, car les
secousses de toux qu'elles déterminent ne laissent pénétrer qu'une petite quantité de liquide au contact de la
lésion. Et, de plus, le foyer n'est atteint qu'à la condition

d'être en communication avec une bronche de gros calibre. On emploie pour cette médication l'huile goménolée ou l'huile mentholée, mais il faut éviter l'emploi de cette dernière préparation chez les nourrissons, sous peine de voir se produire des syncopes réflexes mortelles.

L'opération de l'empyème constitue le traitement logique des épanchements putrides de la plèvre. Il suppose comme corollaire un large drainage et des lavages de la cavité avec des solutions agissant électivement sur les anaérobies: permanganate de potasse, eau oxygénée, liqueur de Labarraque.

En 1873, Koch eut l'idée d'agir sur le foyer pulmonaire lui-même par la galvano-ponction profonde. Il fut suivi dans cette voie par Mosler, Peper et Frantzel, qui procédèrent par des injections *in situ* de solutions de permanganate, d'acide phénique, d'azotate d'argent. Mais c'est avec Tuffier que la chirurgie se montra vraiment agissante: il réalisa, en 1897, l'incision et le drainage du foyer pulmonaire par une large pneumotomie. La pratique d'une telle intervention exige un certain nombre de conditions: état général encore bon, foyer unique, nettement localisé *par la radioscopie,* l'examen clinique seul faisant ordinairement « viser trop bas ». L'anesthésie locale est préférable et, si l'on doit avoir recours à la narcose, une suspension s'impose au moment de la réalisation du pneumothorax chirurgical. Après une large résection costale, si la plèvre est adhérente, on recherche immédiatement la lésion pulmonaire, située d'habitude dans le voisinage. Dans le cas contraire, on laisse arriver l'air progressivement; le poumon rétracté est exploré et suturé à la plèvre pariétale. Si la situation est grave, on ouvre aussitôt le foyer, repéré à l'aide d'une ponction exploratrice, par une large incision cruciale au thermocautère. Si l'état général n'est pas trop alarmant, on peut attendre la formation d'adhérences qui isoleront la cavité pleurale d'une façon plus certaine, avant de pénétrer dans la caverne gangréneuse. Les résultats sont intéressants. Picot, étudiant 149 cas, constate que la mortalité s'est abaissée de 75 p. 100 à 30 p. 100, et même à 20 p. 100, si l'on tient compte de ce fait que quelques malades ont été opérés dans des conditions désespérées. A noter que la guérison, lorsqu'elle est obtenue, est toujours complète.

Nous considérons comme un traitement chirurgical la production d'un pneumothorax artificiel, car il agit mécaniquement en provoquant l'évacuation sous forme de vomiques des débris sphacélés et en favorisant la cicatrisation de la plaie pulmonaire par l'accolement de ses parois. P.-E. Weil, qui expérimenta le procédé pour la première fois en 1918, obtint la guérison clinique et anatomique de la lésion qu'il traitait. Quelques mois plus tard, il apportait une nouvelle observation de de Verbizier, et, en 1920, Loiseleur constatait l'évolution favorable d'une petite caverne de la base gauche avec crachats fétides, sous l'influence de deux injections d'air de 250 et 300 cc. faites à dix jours d'intervalle. La radioscopie montrait les parois de la caverne accolées et le diaphragme avait retrouvé sa mobilité normale. Un an après, la guérison se maintenait. Denechau, Estève et Quartier ont vu, en 1921, une cavité hydro-aérique de la base gauche en évolution depuis plus de sept mois, et, chez un autre malade, un vaste foyer primitif avec caverne centrale, présenter une cicatrisation complète avec amélioration considérable de l'état général, sous l'influence combinée du pneumothorax et de la sérothérapie. Dumarest a relaté récem-

ment deux cas favorables, et, bien que, dans un troisième
cas, il ait eu un insuccès, il considère que c'est là le traitement de choix de la gangrène pulmonaire. Cependant,
il fait des réserves et indique les conditions dans lesquelles le pneumothorax doit être pratiqué pour avoir son
plein effet: plèvre absolument libre, ce qui suppose une
intervention précoce; lésions unilatérales et drainées par
une bronche d'assez gros calibre; poumon souple et facile
à comprimer. Weil ajoute: Il est nécessaire que la plèvre ne présente pas de lésions secondaires, sinon, après
une amélioration passagère, la marche fatale reprend
son cours. Ces conditions étant réalisées, on a vu assez
fréquemment la guérison suivre la production du pneumothorax. Presque toujours les symptômes fonctionnels
graves sont amendés. On peut reprocher à la méthode
d'être d'une application relativement malaisée dans la
pratique courante et de donner lieu parfois à des inci-
dents, de gravité variable, qui peuvent obliger à l'interrompre, sinon à la suspendre définitivement.

Le *traitement spécifique* de la gangrène pulmonaire
repose, d'une part, sur l'étude attentive de la variété, de
la virulence, du mode de vie des germes en cause; d'autre part, sur la sensibilité que peuvent présenter certaines espèces à l'action de tel agent chimique déterminé,
ou sur le pouvoir qu'elles ont de provoquer dans l'organisme sain la formation d'anticorps utilisables en thérapeutique. De ces notions découlent deux médications
principales : une médication chimique, l'arsénothérapie ;
une médication biologique, la sérothérapie.

La première puise ses origines dans les recherches de
Gauthier et Mouneyrat en France, d'Erlich en Allema-
gne, sur les qualités spirillicides de l'arsenic à haute

dose. Employé d'abord uniquement contre le spirochète de Schaudinn, le médicament ne tarda pas à être utilisé contre les formes bactériennes analogues, en particulier l'association fuso-spirillaire de Vincent. La présence, dans les foyers pulmonaires gangréneux, de cette association microbienne, du *spirochetae denticola*, du *leptothrix pulmonalis*, autorisait l'expérimentation de l'arsenic comme agent curateur, et les résultats obtenus en ont justifié l'emploi. Maurice Perrin présenta, en 1919, deux observations de malades chez qui la guérison fut obtenue uniquement par le novarsénobenzol. Dans la première, il s'agissait d'une jeune fille de 18 ans chez qui une gangrène pulmonaire s'était greffée sur des lésions tuberculeuses. L'examen des crachats montrait des levures diverses, du bacille de Koch et des *fuso-spirilles*. Après deux injections de 0 gr. 45 à huit jours d'intervalle, le processus gangréneux fut enrayé. Dans le deuxième cas, un homme de 41 ans, ayant subi de violents traumatismes thoraciques, présenta secondairement une gangrène pulmonaire tirant son origine probable d'une carie dentaire prononcée. Dans l'expectoration on décelait du *bacillus ramosus* et des *fuso-spirilles*. L'évolution favorable se produisit après sept injections de 914 suivant la progression habituelle, mais sans dépasser la dose de 0 gr. 60.

Becher, en 1920, vit disparaître la fétidité des crachats après une seule injection de 0 grè 60 de néosalvarsan chez un homme de 40 ans fortement cachectisé: sa gangrène pulmonaire était apparue à la suite d'une grippe compliquée de broncho-pneumonie datant de deux mois. La réaction de Wassermann était négative.

Cependant, il n'y a pas que des succès à enregistrer, car Lœper, Forestier et Hurnier durent avoir recours à la teinture d'ail après insuccès du 914, et Perrin dut abandonner l'arsénothérapie, qui ne produisait qu'une amélioration légère (malgré l'emploi d'une dose totale de 1 gr. 50 de composés arsenicaux), pour la sérothérapie, avec laquelle la guérison fut obtenue. Il est vrai que dans cette observation nouvelle, présentée en décembre 1921, il est noté que les crachats ne renfermaient pas de spirilles.

L'arsenic est employé ordinairement sous forme de novarsénobenzol ou de sufarsénol. D'après les résultats, il semble que l'emploi des doses fortes soit à recommander; cependant, la prudence exige qu'on prévoie les accidents inhérents à ce genre de médication, accidents qui pourraient revêtir une gravité toute particulière, du fait qu'ils se produiraient sur un organisme en état de moindre résistance. La méthode de choix paraît être celle qui utilise des doses progressivement et rapidement croissantes.

Un nouveau spirillicide est actuellement à l'étude: c'est le bismuth, sous forme de tartro-bismuthate de potassium. A notre connaissance, il n'a pas encore été employé contre les processus putrides du poumon, mais il serait intéressant d'en faire l'essai, surtout si l'on obtenait la certitude qu'il est moins toxique et plus maniable que l'arsenic.

La *thérapeutique antigangréneuse* a fait son apparition pendant la guerre, alors qu'on avait à lutter contre la gangrène gazeuse, cette redoutable complication des plaies anfractueuses souillées de terre ou de fumier et compliquées de graves lésions vasculaires. Son apparition laissait peu d'espoir, même à la chirurgie la plus large, tant les progrès anatomiques et les phénomènes toxiques évoluaient avec rapidité. C'est aux travaux de Vincent et Stodel, de Weinberg et Seguin que sont dus la préparation de sérum spécifiques polyvalents, grâce auxquels Delbet, Duval et Vaucher pouvaient annoncer en 1918 qu'ils avaient obtenu des guérisons rapides et complètes de gangrènes gazeuses localisées encore, mais s'accompagnant d'un état général déjà très grave.

Pour Vincent et Stodel, aux microbes spécifiques il fallait opposer un sérum doué d'une spécificité égale, mais capable en même temps d'agir sur les microbes satellites, dont la présence exaltait la virulence des premiers. Aussi, préparaient-ils leur sérum avec quatorze espèces microbiennes. Celui de Weinberg et Seguin ne s'attaque qu'aux bacilles perfringens, œdematiens, histolyticus et au vibrion septique.

La première application de la sérothérapie à la gangrène pulmonaire a été faite par Wertheimer, Jean Meyer et Fiessinger, qui, ayant observé dans un pyopneumothorax la présence de perfringens, avec état général extrêmement déficient, injectèrent à leur malade du sérum antiperfringens par voie veineuse (20 centimètres cubes), sous-cutanée (160 centimètres cubes) et pleurale (20 centimètres cubes). Ils obtinrent une amélioration considérable qui mit le malade en état de supporter une thoracotomie libératrice.

Mais en général, nous l'avons vu, la bactériologie des affections putrides du poumon est très différente de celle de la gangrène gazeuse. Il n'existe pas de sérum préparé spécialement contre les microbes de la gangrène pulmonaire, et les auteurs ont dû recourir à une sérothérapie non spécifique.

Le premier, Dufour, en 1920, ayant à traiter une gangrène pulmonaire du sommet droit à forme pneumonique, sans signes cavitaires, avec état grave, pratiqua dans les veines de sa malade une injection de 40 cc. de sérum antiperfringens + 20 cc. de sérum antiœdematiens + 20 cc. de sérum antivibrion septique + 10 cc. de sérum antitétanique, le mélange étant dilué dans 500 centimètres cubes de sérum physiologique. Il eut soin d'employer la méthode antianaphylactique. Malgré ses précautions, malgré la lenteur de l'injection, il se produisit à deux reprises un choc violent avec état alarmant (pouls incomptable, température à 41°, sueurs, lipothymies) contre lequel il lutta par de l'huile camphrée et l'adrénaline. Mais le soir même on notait 37°4, un pouls à 90 et la guérison eut lieu sans autre incident.

La même année, Rathéry et Bordet voyaient, après trois jours d'évolution, une gangrène pulmonaire qui avait débuté par une vomique de liquide noir et fétide, chez un homme de 61 ans. La radioscopie montrait trois petits foyer hydro-aériques au milieu d'une condensation de la partie moyenne du poumon gauche. Pas de bacilles de Koch dans les crachats. Ils commencèrent le traitement par une instillation trachéale, mais passèrent rapidement à la voie intra-veineuse. Ils prirent les mêmes précautions que Dufour, mais ne purent éviter les phénomènes d'anaphylaxie. Par la voie intra-musculaire, qu'ils choisirent alors, ils obtinrent rapidement une amélioration considérable. Un mois après, ils revinrent aux injections intra-trachéales, en utilisant cette fois un mélange de 10 centimètres cubes de sérum antivibrion septique + 10 centimètres cubes de sérum antistreptococcique. Sous l'écran on constatait la fusion des trois foyers en une seule cavité qui se comblait peu à peu.

Au mois de novembre 1920, Houzel et Sevestre assistent à une véritable résurrection. Il s'agit d'un homme de 56 ans chez qui les signes stéthoscopiques sont peu marqués, qui tousse, rend des crachats fétides, souffre d'un point de côté et présente une température hectique. Amaigrissement considérable, adynamie extrême.

Après trois injections de sérum, la première sous-cutanée, qui eut pour conséquence paradoxale d'augmenter la quantité et la fétidité de l'expectoration, les deux autres intra-veineuses, suivies d'un état syncopal assez inquiétant, la température revint à la normale. L'amélioration fut telle que, dix jours après, le malade pouvait entreprendre un voyage, et son poids augmenta de plus de 11 kilos en un mois et demi.

Nous ne pouvons pas analyser toutes les observations; cependant, nous devons citer: celle de Netter, rapportant la guérison d'un enfant de 10 ans (il est vrai qu'il n'y avait pas d'expectoration et que le diagnostic de gangrène pulmonaire était moins que certain); celles de Dénechau, Estève et Quartier, qui combinèrent le pneumothorax et la sérothérapie et virent regresser en même temps des phénomènes toxiques articulaires; celle de Léon Bérard (d'Oyonnax), où la dose totale de sérum injecté atteignit 460 centimètres cubes en moins de un mois et demi; celle de Lemière, où la sérothérapie dut céder la place à la teinture d'ail à cause des accidents sériques; celle de Maurice Perrin, où l'action des composés arsenicaux fut heureusement complétée par celle du sérum de Vincent et Stodel.

Mais P.-E. Weil, Lemelaigne et Coste ont recueilli une statistique de dix cas et, de leur étude attentive, ont tiré un certain nombre de conclusions qu'il est intéressant de rapporter. Ils sont frappés par la multiplicité et le polymorphisme des germes en cause. Les fuso-spirilles ne sont pas très fréquents (une fois sur dix), mais chez chaque malade ils ont trouvé des anaérobies. Le perfringens est très rare et ce sont surtout des bactéries peptolytiques qu'on rencontre (*bacillus ramosus, fragilis, funduliformis, serpens, fusiformis, fœtidus*). Le sérum de Weinberg est donc logiquement inutile ; pratiquement, il donne de bons résultats. Sur les dix malades traités, il y a eu trois guérisons complètes, dont deux avec l'appoint de la pleurotomie ; une guérison presque complète chez un chronique ; cinq améliorations partielles ; un échec total avec semblant d'amélioration au début du traitement.

Les guérisons *totales* sont rares, et il semble qu'à la gangrène pulmonaire succède une bronchectasie qui maintient la quantité et la fétidité de l'expectoration à un taux au-dessous duquel il est impossible de descendre. Les auteurs insistent encore sur ce fait que bien des gangrènes améliorées depuis longtemps et paraissant guéries sont encore en activité latente, comme le démontrent les rechutes ultérieures survenant parfois à longue échéance. Lenoble et Yctegat signalent que dans six cas la sérothérapie ne leur a donné que des mécomptes, mais en reconnaissant qu'ils n'ont pu l'employer que sur des sujets très débilités.

Dans presque toutes les observations que nous citons, c'est le sérum de Weinberg qui a été utilisé, et habituellement aux doses et proportions suivantes :

40 cc. de sérum antiperfringens + 20 cc. de sérum antiœdématiens + 10 cc. de sérum antihistolyticus + 10 cc. de sérum antivibrion septique.

Quelques auteurs ont ajouté du sérum antistreptococcique, ou antitétanique, mais la formule a peu varié autour de cette moyenne. Il n'en est pas de même de la voie d'introduction, dont le choix est loin d'être dénué d'importance.

Lorsque l'on procède par la voie intra-veineuse, il est bon de diluer le sérum dans une certaine quantité (500 centimètres cubes) d'eau physiologique et de prendre en même temps quelques précautions pour éviter ou réduire la brutalité du choc anaphylactique : on injecte d'abord 1 centimètre cube de sérum dilué dans 10 centimètres cubes d'eau salée ; une demi-heure après, on renouvelle cette injection préparante ; enfin, une heure après, on peut faire passer le reste lentement et à basse pression. Malgré cela, les exemples de choc ne sont pas rares, et il nous semble que cette voie devrait être réservée aux cas désespérés avec phénomènes généraux graves, alors que la thérapeutique, pour être efficace, doit arriver rapidement au secours de l'organisme défaillant.

Par la voie sous-cutanée, la même dilution s'impose et aussi la même lenteur de l'injection. Celle-ci est ordinairement suivie d'un léger mouvement fébrile, en même temps que, localement, apparaît une tuméfaction rouge et douloureuse qu'on peut traiter par des applications chaudes. C'est cette voie qui a donné à Weil les résultats les plus appréciables. Elle est exempte de dangers et d'une grande facilité d'exécution ; aussi, nous paraît-elle constituer la méthode de choix, celle qu'il faut utiliser tout d'abord, en la complétant, si cela est nécessaire, par une intervention plus énergique ou mieux appropriée.

La voie trachéale est peu favorable à l'admission du médicament au point où il devrait exercer son action, et Weil pense que son emploi doit être réservé au traitement des cavernes de la base en communication large avec l'arbre bronchique. Rathéry et Bordet, au contraire, donnent la préférence à ce mode d'administration. Il nous semble cependant que si, à côté de son action microbicide, le sérum agit par son pouvoir antitoxique, *l'absorption* par les voies aériennes sera trop réduite, du fait des secousses de toux, pour que se fasse sentir l'efficacité de cette action antitoxique. D'où la nécessité de compléter la méthode par des injections sous-cutanées ou intraveineuses. Le fait nous paraît assez comparable à ce qui se passe dans le traitement de la diphtérie et de ses complications : on peut agir sur le bacille de Lœffler par des applications locales de sérum antidiphtérique, mais on l'atteint plus sûrement encore par les injections hypodermiques, en même temps que l'on combat efficacement la myocardite et en général tous les phénomènes d'ordre toxique consécutifs, qui sont des facteurs de gravité et qui ne seraient pas influencés par des attouchements locaux.

Reste enfin la voie rectale, que Weil a employée deux fois. Il n'a obtenu qu'un succès, et encore s'agissait-il d'une dilatation bronchique. Il convient d'employer des doses fortes de sérum souvent répétées.

Le sérum de Vincent et Stodel a été employé bien plus rarement. Nous n'avons relevé que l'observation de Maurice Perrin, qui l'utilisa, pour compléter l'action de l'arsenic, sous forme d'injections sous-cutanées. Au total, son malade en reçut 160 centimètres cubes en quatre jours. La guérison demanda trois mois pour s'effectuer, mais il s'agissait d'un homme de 63 ans, chez qui l'affection se compliquait de muguet, c'est-à-dire que ses moyens de réaction étaient particulièrement amoindris.

Le *mode d'action* du sérum est très controversé et, à vrai dire, il est encore trop peu étudié pour qu'il soit permis de formuler autre chose que des hypothèses. Doit-on

considérer qu'il intervient grâce à cette action antiseptique et antitoxique *banale* qu'exercent les sérums en
général? C'est peu probable, bien que sa non-spécificité
dans le cas qui nous occupe autorise la discussion d'une
pareille opinion. Œttingen, dans la discussion qui suivit
la statistique de P.-E. Weil, a rapporté un cas de guérison de la gangrène pulmonaire par une injection de
mycolysine suivie d'un état de choc extrêmement grave,
et il se demande si l'action du sérum de Weinberg n'est
pas assimilable aux effets thérapeutiques du choc hémo-
clasique de Widal. Cette supposition peut se défendre
lorsqu'il s'agit des injections intra-veineuses, mais il
semble qu'il faut admettre l'intervention d'un autre mécanisme, si l'on considère que par les autres voies d'introduction on n'obtient pas de choc. Récemment, N.
Fiessinger a émis l'hypothèse suivante, qui reposerait
précisément sur la valeur antitoxique des sérums antigangréneux: il se demande si « la préparation des animaux avec des bactériés putréfiants n'est pas capable de
provoquer dans leur sérum, non seulement des anticorps
spécifiques, mais aussi des antitoxines chimiques ayant
la propriété de neutraliser les substances toxiques *non*
microbiennes libérées dans les tissus en voie de putréfac-
tion ». En somme, il attribue le pouvoir du sérum antigangréneux à une propriété *chimique* résultant de l'aug-
mentation du pouvoir antiprotéolytique du sérum des
animaux préparés, cette nouvelle propriété étant indé-
pendante de la présence des immuisines spécifiques. Il
l'a montré en préparant un lapin « avec des germes non
pathogènes mais doués d'un fort pouvoir protéolytique
comme le bacille mésentericus, le bacille mycoïdes », et
en constatant que « le sérum des animaux ainsi préparés

ne contient pas d'immunisines mais que son taux antiprotéolytique s'élève ».

Cette conception explique bien l'action du sérum sur les symptômes généraux, qui sont d'ordre toxique, mais elle rend moins bien compte des guérisons *totales* avec disparition des éléments pathogènes, détruits comme ils le seraient par un sérum véritablement spécifique. Il est vrai que ces cas sont rares, et l'auteur peut trouver dans les rechutes tardives fréquentes signalées par P.-E. Weil la preuve que les anaérobies spécifiques n'ont pas été atteints par la sérothérapie.

OBSERVATION

(Personnelle)

Prise à l'hôpital Sainte-Marthe d'Avignon dans le service de M. le Dr Penne

A. L... est âgé de 34 ans et exerce la profession de mécanicien aux chemins de fer. Il entre à l'hôpital le 16 février 1922, avec le diagnostic de gangrène pulmonaire.

Ses parents ont toujours eu et ont encore une excellente santé. Ses deux frères sont morts en bas-âge, de méningite; sa sœur est mariée et bien portante.

Lui-même ne présente pas un passé pathologique très chargé. Pas de maladies de l'enfance. A 13 ans, il est soigné pour une fièvre muqueuse. Il a fait trois ans de service militaire, mais le métier, très pénible du reste, qu'il exerce, l'a dispensé de faire la guerre. A 27 ans, il contracte une broncho-pneumonie du poumon droit qui guérit rapidement, sans laisser de traces. Il n'a jamais eu de rhumatismes et n'est pas un tousseur habituel. Pas d'intoxications chroniques (éthylisme, tabagisme). Il nie toute spécificité et n'a jamais présenté le moindre symptôme de diabète.

La maladie actuelle a débuté le 3 février 1922, après une journée de travail particulièrement pénible, par de la céphalée et un point de côté à droite. Pas de toux ni d'expectoration, mais le jour même le malade se sentait fébrile. Le lendemain, on constate une localisation pulmonaire mais l'état général est assez bien conservé pour que le transport de Valence à Avignon soit autorisé et effectué. Le médecin qui voit le malade porte le diagnostic de congestion pulmonaire. La toux est légère, l'expectoration insignifiante, mais le point de côté persiste toujours. La situation se maintient ainsi sans changement jusqu'au 10 février, où brusquement apparaît une expectoration horriblement fétide qui, par son abondance, rappelle une véritable vomique. Elle se produit par intermittences. Le point de côté a complètement disparu, mais la température s'est élevée aux environs de 39°, l'état général s'est aggravé, et c'est avec les signes d'une adynamie très prononcée que le malade entre à l'hôpital, le 16 février, dans un service de chirurgie, en vue d'une pneumotomie.

A son arrivée, nous trouvons un malade de belle stature, d'apparence vigoureuse, pesant 80 kilos, sans anomalies ni difformités. Pas de coloration anormale des téguments, pas de cicatrices, pas d'adénopathies. Mais il est très abattu, sa face est d'une pâleur extrême, sa température élevée et il se plaît d'insomnie rebelle.

Le point de côté n'a pas reparu, mais la toux persiste, fréquente. Elle est accompagnée d'une expectoration abondante, se produisant aussi bien le jour que la nuit, constituée par des crachats de couleur gris verdâtre, au milieu desquels tranchent des débris noirâtres, informes, de grosseur variable. Leur odeur est infecte et se perçoit dès l'entrée dans la salle. Il y a de la dyspnée sans polypnée.

Localement on constate du côté droit de la poitrine, en arrière, et limitée en haut par l'épine de l'omoplate, s'arrêtant en bas à la partie moyenne du poumon, une zone de congestion avec matité, exagération des vibrations, râles sous-crépitants fins, et même, au niveau de la pointe de l'omoplate, respiration rude, à timbre un peu soufflant. La plèvre ne fait entendre aucun bruit pathologique.

Par ailleurs, les autres appareils ont conservé leur fonctionnement normal. Pas d'anorexie ni de troubles gastro-intestinaux. La langue est légèrement blanche, mais le ventre est souple, ni ballonné, ni rétracté, et ne présente aucun point douloureux spontané ou provoqué.

Le foie ne montre aucune modification, la rate n'est perceptible ni à la percussion, ni à la palpation.

Jamais de dyspnée d'effort, ni de palpitations.

Le pouls est régulier, bien frappé, un peu rapide, à 92. Les bruits du cœur sont normaux dans leur rythme et leur intensité. Pas de souffle ni de bruit de galop.

La diurèse s'effectue normalement. Les urines sont limpides et ne présentent ni sucre ni albumine.

L'examen du système nerveux ne révèle aucun trouble moteur, sensitif, sensoriel ou réflexe.

On institue un traitement par des inhalations antiseptiques, des injections intra-trachéales d'huile goménolée, et le lendemain de son entrée le malade est examiné à la radioscopie. Celle-ci indique une « opacité complète de la moitié supérieure du poumon droit jusqu'à la cinquième côte » (docteur Rémy-Roux).

Dans l'espoir qu'on pourra localiser avec quelque précision un foyer nettement limité, on pratique un deuxième, puis un troisième examen, le 20 et le 26 février. Chaque fois on retrouve la même opacité, contrastant avec la transparense absolument normale de la moitié inférieure de l'hémithorax droit. On renonce donc à toute intervention chirurgicale, et le malade est envoyé en médecine le 2 mars.

A son arrivée dans le service, l'état général reste encore précaire, la température est élevée (39°), la toux intense, l'expectoration abondante, les signes stéthoscopiques peu modifiés. Par sédimentation dans un verre conique, les crachats se divisent en trois couches nettement séparées. Le microscope y montre des streptocoques divers, du tétragènes, du lepothrix, du bacillus fusiformis et du bacillus ramosus. A l'examen anatomo-pathologique, M. le docteur Bosc y constate la présence de très nombreuses fibres élastiques; malheureusement, la décomposition des débris pendant le transport d'Avignon à Montpellier n'a pas permis l'identification des éléments cellulaires.

On donne au malade de l'hyposulfite de soude à la dose de 4 grammes par jour. La courbe de température fléchit un peu (38°). Même fétidité des crachats, même intensité de la toux.

Le 10 mars, on pratique sous la peau du flanc une injection de sérum antigangréneux de l'Institut Pasteur, rendu polyvalent par le mélange de:

40 cc. de sérum antiperfringens.
20 — — antiœdematiens.
10 — — antihistolyticus.

Les trois sérums sont dilués dans 500 centimètres cubes de sérum physiologique, et le mélange poussé lentement ves 10 heures du matin. A ce moment, la température est à 37°2. Le soir même, elle monte à 38°5, en même temps que se produit, au lieu de l'injection, une réaction inflammatoire rouge et douloureuse que l'on calme avec des applications chaudes.

Le lendemain matin, la fétidité de l'expectoration a complètement disparu. On se tient prêts à renouveler l'administration du médicament, mais l'expectoration diminue progressivement d'abondance, la toux et la dyspnée se calment et l'auscultation révèle une régression très nette de l'étendue de la zone congestive. Le surlendemain, la température tombe à 37° et s'y maintient jusqu'à la sortie de l'hôpital. Le 29 mars, une nouvelle radioscopie révèle une « amélioration considérable. Le poumon droit a repris sa transparence normale; seul le sommet demeure encore un peu obscur. »

Le 31 mars, le malade quitte le service, complètement guéri, ne présentant plus aucun trouble physique ni fonctionnel.

A propos de cette observation, il nous paraît intéressant de noter les conditions étiologiques particulières de notre malade. L'action du froid et du traumatisme par inhalation de poussière de charbon paraît évidente. Cependant, la broncho-pneumonie contractée il y a sept ans paraît avoir favorisé la localisation du processus gangréneux au poumon droit. D'autre part, la nature de la méningite signalée chez les collatéraux directs semble peu douteuse, et si, comme il est probable, la tuberculose est à incriminer, la question se pose de savoir si le terrain n'était pas déjà favorable à l'apparition des infections de l'appareil respiratoire.

CONCLUSIONS

I. — La sérothérapie nous paraît le traitement de choix de la gangrène pulmonaire.

II. — Elle doit être précoce et instituée dès le diagnostic posé, soit qu'on veuille l'employer exclusivement, soit qu'on lui demande de favoriser l'application de tel traitement nouveau dont les indications pourront se présenter ultérieurement.

III. — La voie sous-cutanée nous paraît la meilleure pour l'emploi du sérum antigángréneux, parce qu'elle est la moins dangereuse et la plus favorable à l'administration des doses élevées, souvent nécessaires.

IV. — Lorsque la sérothérapie à elle seule est insuffisante, en raison de la gravité du pronostic, il ne faut pas hésiter à lui associer une thérapeutique complémentaire dont le choix sera basé sur *l'examen clinique du malade* et sur l'étude attentive de *la situation anatomique* de la lésion et des *facteurs étiologiques* et *pathogéniques* qui interviennent dans sa production.

V. — Il serait à souhaiter, comme l'ont exprimé Lemière, Kindberg et Piedelièvre, que la sérothérapie de la gangrène pulmonaire devint vraiment *spécifique*.

BIBLIOGRAPHIE

BECHER. — Gangrène pulmonaire et bronchite chronique grippales guéries par le 914. *Presse médicale,* 11 septembre 1920.

BÉRIEL. — Eléments d'anatomie pathologique. Paris, 1911, Steinheil éditeur.

BONNET. — Gangrène pulmonaire chez un nourrisson. *Lyon médical,* 22 juin 1913.

COEENEN. — Gangrènes pulmonaires consécutives à une résection de l'estomac ou du duodénum. *Lyon médical,* 25 août 1912.

COLLET. — Précis de pathologie interne, 1921, t. II.

DAMAGNEZ. — Traitement de la gangrène pulmonaire par la sérothérapie antigangréneuse. Thèse de Paris, 1921.

DENECHAU, ESTÈVE et QUARTIER. — Deux cas de gangrène pulmonaire traités par la sérothérapie et le pneumothorax artificiel. Soc. méd. des hôp., 25 novembre 1921.

DIEULAFOY. — Traité de pathologie interne, 1920.

DUFOUR, SEMELAIGNE et RAVINA. — Un cas de gangrène pulmonaire guéri par la sérothérapie antigangréneuse. Soc. méd. des hôp., 6 février 1920.

DUMAREST. — A propos du traitement de la gangrène pulmonaire. *Gazette des hôpitaux,* 16-18 mai 1922.

FIESSINGER (Noël). — La sérothérapie et la vaccinothérapie dans les affections pleuro-pulmonaires. *Journal des praticiens*, 26 avril 1922.

FIESSINGER, WERTHEIMER et MEYER (Jean). — Pyopneumothorax à perfringens guéri par la sérothérapie et la pleurotomie. *Lyon chirurgical*, janvier-février 1919.

HOUZEL et SEVESTRE. — Gangrène pulmonaire traitée par la sérothérapie antigangréneuse et la teinture d'ail. Soc. méd. des hôp., 18 novembre 1921.

LENOBLE et YCTEGAT. — Gangrène limitée à une portion du poumon droit avec amputation spontanée du lobe supérieur. Soc. méd. hôp., 7 avril 1922.

LŒPER, FORESTIER et HURNIER. — La teinture d'ail dans un cas de gangrène pulmonaire. Soc. méd. des hôp., 13 mai 1921.

NETTER. — Gangrène pulmonaire traitée par la sérothérapie chez un enfant. Soc. méd. hôp., 6 mai 1921.

NOLF. — Gangrène pulmonaire à spirilles. Académie de médecine, 31 décembre 1918.

PANGON. — Des gangrènes du poumon. Thèse de Paris, 1879.

PARAF. — Gangrène pulmonaire déterminée par l'association fuso-spirillaire de Vincent. Soc. méd. des hôp., 29 novembre 1918.

PERRIN (Maurice). — Gangrène pulmonaire enrayée par l'arsénothérapie et guérie par la sérothérapie. *Paris médical*, 10 décembre 1921.

— Traitement de la gangrène pulmonaire par l'arsénothérapie. *Presse médicale*, 25 septembre 1919.

PICOT. — Traitement chirurgical de la gangrène pulmonaire aiguë. Thèse de Paris, 1910.

RAJAT et PÉJU. — Sur la présence des levures et leur rôle dans les affections gangréneuses de l'appareil pleuro-pulmonaire. *Lyon médical*, 23 juin 1907.

RATHÉRY et BORDET. — Gangrène pulmonaire guérie par la sérothérapie. Soc. méd. des hôp., 25 juin 1920.

RAUZIER. — Diabète et pneumopathies aiguës. Montpellier, 1912.

SAVY. — Pathologie médicale, 1920.

WEIL (P.-E.). — Sept cas de gangrène pulmonaire consécutifs à la grippe, 20 décembre 1918.

— Un traitement nouveau de la gangrène pulmonaire par production d'un pneumothorax. Académie de médecine, 29 octobre 1918.

— et LOISELEUR. — Un cas de gangrène pulmonaire post-grippal guéri par le pneumothorax artificiel. Soc. méd. des hôp., 2 juillet 1920.

WEIL (P.-E.), SEMELAIGNE et COSTE. — Dix cas de gangrène pulmonaire ou de dilatation des bronches gangréneuses traitées par la sérothérapie antigangréneuse. Soc. méd. des hôp., 6 mai 1921.

WEIL (P.-E.) et DE VERBIZIER. — Gangrène pulmonaire guérie par le pneumothorax artificiel. Soc. méd. des hôp., 6 décembre 1918.

SERMENT

En présence des Maîtres de cette École, de mes chers
condisciples et devant l'effigie d'Hippocrate, je promets
et je jure, au nom de l'Être suprême, d'être fidèle aux lois
de l'honneur et de la probité dans l'exercice de la Médecine.
Je donnerai mes soins gratuits à l'indigent, et n'exigerai
jamais un salaire au-dessus de mon travail. Admis dans
l'intérieur des maisons, mes yeux ne verront pas ce qui s'y
passe; ma langue taira les secrets qui me seront confiés, et
mon état ne servira pas à corrompre les mœurs ni à favoriser le crime. Respectueux et reconnaissant envers mes
Maîtres, je rendrai à leurs enfants l'instruction que j'ai
reçue de leurs pères.

Que les hommes m'accordent leur estime si je suis fidèle
à mes promesses! Que je sois couvert d'opprobre et mé-
prisé de mes confrères si j'y manque!